安楽死・尊厳死を語る前に知っておきたいこと

安藤 泰至

岩波ブックレット No. 1006

はじめに——ナチスの悪夢

かつて、こんな法案が作成されたことがある。その第一条と第二条にはこのようにある。

第一条　不治の病にあり、本人自身または他人に対して重大な負担を負わせている者、もしくは死にいたることが確実な病にある者は、当人の明確な要請に基づき、かつ特別な権限を与えられた医師の同意を得た上で、医師による致死扶助を得ることができる。

第二条　不治の精神病のため生涯にわたる拘留が必要とされ、かつ生き続ける能力をもたない病人の生命は、医学的措置によって、当人が知覚できない形で、かつ苦痛をともなうことなしに終わらせることができる。

右の条文は、一九三九年八月に刑法委員会によって草案が作成され、一九四〇年一〇月にその最終案が提出されたが、ヒトラーの拒絶によって日の目を見ることはなかったナチスドイツの安楽死法(正式名「治癒不可能な病人における死の幇助《ほうじょ》に関する法」)の一部である。ただし、ヒトラーが法律の公布を拒否したのは、内容が気に入らなかったからではなく、敵のネガティブな宣伝材料になることを懸念したためであると言われている(ヒュー・G・ギャラファー『ナチスドイツと障害者「安楽死」計画』長瀬修訳、現代書館、一九九六年。エルンスト・クレー『第三帝国と安楽死――生きるに値しない生命の抹殺』松下正明監訳、批評社、一九九九年)。

筆者は、勤務する大学医学部で担当する「生命倫理」の毎年の講義で、この条文を学生に見せ、「この法案は、ある国で過去に実際に作られた(が、その後のある事情により、公布・実施はされなかった)ものである」ということだけを示した上で、この法案がいつごろ、どの国で準備されていたものであるか推理せよ、というクイズを行っている。

学生に回答させてみると、国については「アメリカ」や「オランダ」が多く、年代については一九八〇年代、一九九〇年代、二〇〇〇年代という答えがほとんどだ。つまりこの法案を、現代の欧米の国々で安楽死や自殺幇助の合法化が進んできているという(あやふやな)知識と結びつけて考えるようだ。最初に答えを出してしまったが、もし読者のみなさんが、何も知らされずに上記の条文を読んでも、おそらく同じような想像をする人が多いのではないだろうか。

なぜそのように想像する人が多いのか。

第一条には「医師による致死扶助」とあるが、それはいわゆる「安楽死」のことだろう。そしてその条文には「当人の明確な要請に基づき」とあるので、医師だけの判断やあるいは家族の判断で安楽死させられるのではなく、あくまで本人の明確な意思に基づいてそれが行われることが明記されている。

次に、この第一条と第二条の関係はどうなっているだろうか。「不治の精神病」という言葉が具体的に何を指しているかはこの文章だけではわからないが、多くの人が想像するのは、理性的な判断ができず、自分の意思を明確に伝えることができないような人たち、たとえば一部の精神障害者や知的障害者、重度の認知症高齢者などではなかろうか。この第二条は、そういう人々については、医師の(医学的)判断だけによって死なせても構わない、と言っているのである。

したがって、この二つの条文に表されているものの考え方をまとめると、以下のような図式になる。すなわち、(一)不治の病に苦しむのは、本人にとっても周りの人(家族? 社会・国家?)にとっても不幸なことである。(二)それゆえ、本人の明確な意思に基づいて(自己決定権)、医師がそういう人を死なせる処置を行うこと(安楽死)は許されるし、その方が人道的である。(三)不治の病に苦しむ本人が自分の意思を明確に表明できないような場合(自己決定できない場合)は、その人を死なせる決定は医師の判断によってなされるのがよい。

もちろん、ナチスドイツは一九三九年以降、こうした「安楽死法」の形ではなくヒトラーの秘密作戦(T4作戦)に基づく安楽死政策によって、本人の意思などとはまったく関係なしに多くの病者や障害者を抹殺していったという歴史的事実を私たちは知っている。また、現代の安楽死法において、この条文にあるような「他人に対して重大な負担を負わせている者」、つまり「他人に迷惑をかけている者」といった文言が用いられることはまずないだろう。にもかかわらず、上記の(一)―(三)としてまとめられるようなこの法案の基本的な考え方は、(たとえあくまで「建前」だとしても)驚くほど現代のさまざまな安楽死法や、安楽死合法化を求める人々の基本的な考え方に似ているのである。

ナチスドイツにおける医学犯罪を裁いたニュルンベルク裁判における主席医学顧問として医学

者たちの尋問に立ち会った米国の医学者、レオ・アレキサンダーは、後にこのような言葉を遺している。

> これらの犯罪が最終的にどれほどの規模のものと推測されるかにかかわらず、それらを調査した者すべてに明らかになったのは、それらが小さな発端から始まったということであった。その発端とは、医師の基本的な態度におけるごくわずかな強調点の変更にすぎなかった。それは、〔ナチスの〕安楽死運動の基本となった態度、すなわち世の中には生きるに値しない命があるのだということを認めることから始まった。こうした態度は、その初期段階では、もっぱら重篤で慢性的な疾患に苦しむ病人についてのものにすぎなかった。次第に「生きるに値しない命」というこのカテゴリーに含まれる領域は広がっていき、社会的に非生産的な人々やイデオロギー的に望ましくない人々、民族的に好ましくない人々へと、そして最終的にはあらゆる非ゲルマン民族を包含するものとなっていった。しかし、〔上記のような結末にまで至った〕ナチス時代の精神潮流の全体がその推進力を得ていたのは、そこに組み込まれていた無限に小さな梃子《てこ》、すなわち回復不能な病人に対するこうした態度からだったということを認識することは重要である。(Leo Alexander, "Medical Science under Dictatorship." *The New England Journal of Medicine.* Vol. 241, No. 2. July 14, 1949)

現代において安楽死や尊厳死の合法化を推進しようとする人々は、自分たちの主張や運動がナチスドイツの蛮行と並べられることに憤慨する。また、自分たちの主張を広く行き渡らせるために、ナチスのそれを連想させるような「安楽死(euthanasia)」という言葉自体を避けようという傾向も広く見られる。彼らの主張によれば、自分たちが求める安楽死とはあくまで本人の明確な意思に基づく自己決定としての死であって、優れた生と劣った生を峻別し後者を排除しようとする優生思想や、本人の意思に反して医師や国家権力によって「生きるに値しない」いうレッテルを貼られた人々を殺害していったナチスの「安楽死」などとは何の関係もない、ということになる。

　しかし、本当にそうなのだろうか。

たとえばある人が「私は自分の病気がもう回復不能の状態で、残りの時間はあまり残されていないことを知っている。苦痛緩和のためのありとあらゆる方法を医師は試してくれたが、この痛みはどうにもならない。こんな状態で生かされているというのは私には拷問以外のなにものでもない」と安楽死を望んでいるとする。もちろん、同じような状態であっても、安楽死を望まない人もいるだろう。現代において、自己決定としての安楽死を肯定する人々は、前者のような人は安楽死によって死ぬ権利がある、と主張する。そして、そういう人々に安楽死を認めることは、けっしてそのような状態にある人について「生きるに値しない」と判断することではなく、同じ状態であっても安楽死を求めない人、「生きたい」と思う人の権利を侵害することはない、と説く。

　はたして、そうなのだろうか。

少し極端な例を挙げて考えてみよう。たとえば、「私は自分の足で歩くことができなくなったら、もはや尊厳をもって生きていくことができないので、安楽死したい」と言う人がいたとする。このような人にも安楽死によって死ぬ権利がある、そのために医師が致死薬を注射したり処方したりすることが許される、と主張する人はいるだろうか。ゼロとは言い切れないが、ほとんど皆無であろう。

もし、前者のようなケースについては安楽死が権利として認められ、後者のようなケースについては認められないとすると、その差はどこから来るのだろう。それは、前者のような人が「死にたい」と思うのは当然のことであり、もし自分がそうであっても同じように思うだろう、というように、当事者個人の価値判断ではなく、ある程度社会に共有された価値判断がその裏に存在しているからではなかろうか。そして、ある状態で生きている人について「死にたくなって当然だ」「死なせてあげても構わない、むしろその方がその人のためだ」という価値判断が共有されている社会のなかで、同じような状態であっても「生きたい」と思う人に圧力がかかることはない、その人が生きづらくなることはない、などと言えるだろうか。こうしたことを考えるだけでも、現代における「安楽死」は個人の自己決定なのだから、「生きるに値しない命」などという社会的価値判断とは無縁であり、安楽死したくない人たちが死に追いやられることもない、といった主張をそのまま鵜呑みにすることは難しい。

二〇一六年七月二六日、日本では、「安楽死」という言葉がナチスのそれと同じような意味で用いられた凄惨な事件が起こっている。神奈川県相模原市の「津久井やまゆり園」に入居していた一九人の障害者が殺され、二七人の障害者や施設職員が重軽傷を負った相模原障害者施設殺傷事件である。被告の植松聖は、事件の約五カ月前、二月一四日に衆議院議長公邸を訪れ、事件を予告するような「作戦内容」とともに、「私の目標は重複障害者の方が家庭内での生活、及び社会的活動がきわめて困難な場合、保護者の同意を得て安楽死できる世界です」と書かれた手紙を渡している。その五日後の二月一九日、植松は措置入院となるが、翌二〇日、診察した医師に「二週間前にヒトラーの思想が降りてきた」(傍点筆者)と語っていることから、彼のいう「安楽死」と「ヒトラーの思想」がつながっていることが推測される。植松被告は事件後も、自分のやったことは正当であると確信しており、獄中の手記のなかでは、殺害のターゲットとした意思疎通のできない障害者を「心失者(人の心を失っている者)」と呼び、「心失者は人の幸せを奪い、不幸をばら撒く存在です」と述べている。

　この事件をめぐってはすでに膨大な言説が重ねられているが、この事件から大きなショックを受けたという人々からは、植松被告の犯行だけでなく、それをめぐってブログやＳＮＳなどで「植松のやったことは許せないが、その気持ちはわかる」とか「とった手段は悪いが、主張していることは正しい」などと反応した人たちが少なからずいたことに大きな危機感を抱いた、と語る声が多く聞かれた。

　植松の「心失者」という表現は、かつてある有名政治家が重度障害者の施設を訪れ、「ああいう人ってのは人格があるのかね」と発言して物議をかもしたことを思い起こさせる。また、胃瘻《いろう》をつけて生きている患者について「寄生したエイリアンが人間を食べて生きているみたい」と発言した別の有名政治家のように、いわゆる「延命中止」についても、このように「すでに人ではないような存在」というイメージが見え隠れする。さらに、相模原事件の約二カ月後、ある元テレビアナウンサーは、自身のブログに「自業自得の人工透析患者なんて、全員実費負担にさせよ！　無理だと泣くならそのまま殺せ！」と書いて大きな非難を浴び、担当していた五つの番組をすべて降板させられた。

大きな責任のある社会的地位についている人々が、こうしたあからさまな優生思想に基づく言葉を公にし、それに賛同の声を挙げる人々が少なからずいる今の日本社会において、「生きるに値しない命」というレッテルを貼られた人々を「安楽死」の名のもとに殺害していったナチスの悪夢は、はたして「別の世界の出来事」なのだろうか。

そうした社会のなかで、私たちが「安楽死」や「尊厳死」について議論するということは、そもそも何について、どのような議論をすることなのだろうか。さまざまな角度からこのことを考えてみるのが、本書の目的である。

1 「安楽死」「尊厳死」をめぐる議論はなぜ混乱するのか?

『文藝春秋』二〇一六年一二月号に「私は安楽死で逝きたい」と題したエッセーが掲載された。著者はテレビドラマ「おしん」や「渡る世間は鬼ばかり」をはじめとする多くの作品で知られる人気脚本家の橋田壽賀子。当時九二歳の橋田は、自分が認知症になって、何もわからず、ベッドに縛り付けられて生きるなどということは考えるだけで恐ろしい。そうなったら、自分は誰にも迷惑をかけないで安らかに逝きたい、として、外国人にも開放されている自殺幇助のためのスイスの市民団体「ディグニタス」に申し込んで安楽死したい(正確には幇助自殺 assisted suicide)、と述べたのである。

橋田のこのエッセーは大きな反響を呼び、読者からは賛同の手紙が相次いだことで、同年の文藝春秋読者賞(第七八回)を受ける。その後、橋田はこれまでの自分の人生とその生き方を描き、それに基づいて「命は誰のものか?」「人間の尊厳とは何か?」について考えつつ安楽死についての主張をまとめた著書『安楽死で死なせて下さい』(文春新書、二〇一七年)を出版することになる。また、『文藝春秋』は二〇一七年三月特別号において、橋田と鎌田實(医師)の特別対談とともに、「安楽死は是か非か」について、著名人六〇名のアンケートを掲載した。

これが一つの大きなきっかけになり、それまでは日本尊厳死協会や一部の政治家・医師が進めようとする「尊厳死法制化」(ここでいう「尊厳死」とは「延命治療の手控えと中止」を指す)をめぐる議論が中心であった日本でも、それと並行して、「安楽死(後で述べる積極的安楽死や医師幇助自殺)」についても議論を始めるべきだ、という風潮が高まってきた。二〇一九年六月二日に放送されたNHKスペシャル「彼女は安楽死を選んだ」では、スイスの自殺幇助団体「ライフサークル」に登録し、現地に渡って幇助自殺を遂げた進行性難病の日本人女性が取り上げられ、この動きはさらに加速している(なお、同番組では「自殺幇助」や「幇助自殺」という言葉を使わず、一貫して「安楽死」ないし「積極的安楽死」と呼んでいる)。

安楽死や尊厳死についての世間一般の関心はかなり高く、このテーマについては市民団体が主催する講演会やシンポジウムはもとより、大学や学会などが主催する少しアカデミックな公開シンポジウムなどにも、多くの人が集まるようになってきた。しかし、ほとんどの場合、いわゆる賛成派と反対派の議論は噛み合わず、感情的な対立が煽られることはあっても、問題そのものがクリアに整理されたり、相互理解が進んだりすることは稀であるとすら言える。

いったいなぜ、安楽死や尊厳死をめぐる議論はかくも混乱してしまうのであろうか。

(1)用語の問題

その理由の一つは用語の問題である。「安楽死」や「尊厳死」といった言葉が何を意味しているのか、どういった行為についてそのような言葉が使われているのか、についての共通理解がなく、バラバラなのだ。たとえばAという人が使っている「安楽死」という言葉とBという人が使っている「安楽死」という言葉がそれぞれ別の行為を指している、ということがよくある。賛成派と反対派の間で違っていることもあるし、賛成派同士、反対派同士で違っていることもある。また、同じAならAという人が、同じ「安楽死」という言葉を、文脈によって違った意味で、違った行為を指す言葉として使っていたりすることもあったりする。また、「安楽死」と「尊厳死」をはっきり区別して「別のもの」として論じている人もいれば、「安楽死」も「尊厳死」も同じようなものとして論じている人もいる。これでは議論が混乱するのも当然であろう。

そのような混乱を避けるためには、まず「安楽死」や「尊厳死」という言葉をそれぞれきちんと定義してから議論を始めればいいのではないか、と思う人がいるであろうが、そうは上手くいかないのが実情だ。

むしろ、「安楽死」や「尊厳死」について私たちが語ろうとするときに、第一に知っておかなければいけないのは、「安楽死」や「尊厳死」というものについて、何か世界共通の定義とか、学問的に公認されている定義というものは存在しない、という事実である。つまり、「安楽死」や「尊厳死」という言葉がそれぞれ異なったいくつかの意味で使われているという現実はあるのだが、どういった使い方が「正しく」て、どういった使い方が「間違っている」といったことは言えない、ということだ（それゆえ、「私の用語法（分類）によれば」とか「本書で言うところの」といった断りをおかずに、「「安楽死」とはこれこれこういうことを指すのだ」などと断言してあるような本や論文は、端的に言って、後で言うところの「嘘」に当たる)。

もう一つ、私たちがきちんと認識しておかなければならないことは、「安楽死」は「安楽な死」とは違う、「尊厳死」は「尊厳ある死」とは違う、ということだ。いったい何を言っているのか、と不思議に思う人もいることだろうが、この点は重要だ。たとえば、ほとんど苦痛もなく、すっと消えていくような穏やかな亡くなり方をする人がいる。こういう死に方を「安楽死」とは言わないということだ。「安楽死」という語で私たちが意味しているのは、「安楽には死ねないような状況」において、その人の死をもたらすような何らかの意図的行為によって、「安楽死」を実現すること(本当に「安楽」かどうかはまた別の問題)、逆に言えば「苦痛に満ちた生を終わらせること」「そこから解放すること」なのである。

同じことは「尊厳死」についても言える。「尊厳死」とは、「尊厳がない、尊厳が奪われている(ように見える)状態で生きている(生かされている)状況」において、やはりその人の死をもたらすような何らかの意図的行為によって、「尊厳(ある)死」を実現することを指しているのである。

ここで大切なことは二つ。一つは「安楽死」や「尊厳死」という言葉が、後で述べるように単に「死」を形容している(どのような死か?)だけでなく、そうした死を実現するための「死なせる」行為を伴っているということ。もう一つは、「安楽死」や「尊厳死」についての賛成や反対といった議論以前のところで、そうした言葉が「よいもの」(安楽な死、尊厳ある死、を悪いという人はいないだろう)という含みをもってしまっているということである。たとえば、ある人が「安楽死」と呼んでいる行為は、別の人から見たら「安楽死」でも何でもなく、ただの「殺人」だということになるかもしれない(ナチスの「安楽死」や相模原事件の植松被告の言う「安楽死」を考えてみるだけで十分だろう)。このことが、「安楽死」や「尊厳死」という言葉を使うことで、むしろ隠されてしまうということにはくれぐれも注意が必要だ。

(2)もっとも広い意味における安楽死

以上のことからわかるように、安楽死や尊厳死についてその是非(特に合法化や法制化の是非)を議論しようとする際には、「安楽死」や「尊厳死」という(人によって指す内容が異なる)言葉ではなく、具体的にどのような行為の是非を問題にするのかを明確にしてからでなければならない。

よく知られているように、「安楽死(英語でeuthanasia)」という言葉の語源は、古代ギリシャ語の「eu(よい)+thanatos(死)」にある。ここではまず、「もっとも広い意味における安楽死」を「直接的ないし間接的に死をもたらす何らかの意図的行為によって、人を「よい死」に導こうとする行為」と定義しておこう。注意すべきことは、ここで「死をもたらす」という言葉は「意図」にかかるのではなくて「行為」にかかるということである。結果的に死をもたらす(ことがわかっている)行為についても、それは「死なせる」ことを意図しているのではなく、「苦痛から解放する」ことを意図しているのだ(から正当化できる)、という言い方は常にできるからである。どのような具体的行為の是非を問題にするか、を論じる際には、「意図」についてのこうした曖昧さは避けておく必要がある。

もう一つ注意しておくべきことは、上記の「もっとも広い意味における安楽死」のなかには、現代では普通「安楽死」や「尊厳死」のなかには含めないような行為も入っているということだ。たとえば、モルヒネなどの医療用麻薬によってがん末期などにおける苦痛を緩和することを、昔は「間接的安楽死」と呼んでいたことがあった。そうした介入によって「死期が早まる」と認識されていたからである。しかし、苦痛緩和についての方法や技術が発達し、緩和ケアの標準化も進んだ現在では、適切な方法を用いればそうした介入によって死期が早まることはなく、むしろ患者は苦痛の軽減によって生きる意欲が高まり、より長く生きられる場合もある、という認識の広まりとともに、「間接的安楽死」の語が使われることはほとんどなくなり、「緩和ケアと安楽死は違う」という認識が一般的になっている。また、これに比べるとかなり微妙な点もあるものの、そうした苦痛緩和の方法を用いても、どうしても臨死期の苦痛を取ることができない際に用いられる「持続的で深い鎮静（セデーション）」（＝意識を低下させることによって苦痛から解放すること、いわば「死ぬまで眠らせること」）も、それに使われる薬剤の呼吸抑制作用で死期を早めることがあるにもかかわらず、一般には「安楽死」とは区別され、「緩和ケア」の一つの方法として、日本でも実施されている。

ここで、あえてそのような一般には「安楽死」や「尊厳死」には入らないような医療的介入も含むような形で「もっとも広い意味における安楽死」を定義した理由については、第3章で後述する。

とりあえず、ここではそのことは脇においておき、上記の「もっとも広い意味における安楽死」からモルヒネなどによる苦痛緩和と持続的で深い鎮静を除いたものを「広義の安楽死」と呼ぶことにする。通常「安楽死」や「尊厳死」と呼ばれている行為は、この「広義の安楽死」のなかのどれかの行為を指す、と考えていただいてよい。

(3)広義の安楽死の分類

そうした「広義の安楽死」に含まれる行為として、生命倫理学では、次の三つに分けて考えるのが一般的である。

① **積極的安楽死**　医師が致死薬を患者に注射して死なせること。薬剤としては筋弛緩剤が使われることが多い。

② **医師幇助自殺**　通常、医師は致死薬を患者に処方する。患者はそれを好きなときに飲んで自殺する。飲むか飲まないかは患者の自由であり、飲まない（あるいは飲むことをやめる）場合もあれば、（たとえば飲み込む力がなくなって）飲めない場合もある。薬剤としては強い睡眠薬や鎮静薬が使われる。

③ **延命治療の手控えと中止**　①や②と違い、生命を維持するための治療的介入を行わないこと、あるいはすでに行っているそうした介入をやめることによって、患者を死なせること。何が「延命治療（生命維持治療）」に当たるかについては共通した認識はないが、人工呼吸器や人工栄養補給、人工透析など、それをやめてしまうことで死に直結するようなものが想定

されていることが多い。

①や②については、合法化されていない場合、それを行った医師は、殺人罪や自殺幇助罪に問われる可能性が高い。③については、（特に延命治療の手控え（withholding）については）基本的には終末期医療における治療の選択の範囲として認められているという考え方もあり、特に法制化はされていない日本でも、医療現場ではかなり日常的に行われている。しかし、法制化されていない国では、（特に延命治療の中止（withdrawing）については）もし患者の家族や病院内の同僚などによって告発された場合、殺人罪などに問われる可能性がないとは言えない。

二〇二三年五月現在、①の積極的安楽死と②の医師幇助自殺の両方が合法なのは、オランダ、ベルギー、ルクセンブルク、コロンビア、カナダ、ニュージーランド、オーストラリア（特別州を除く）、スペイン、ポルトガルである。それに対し、②だけが合法なのは、スイス、オーストリア、米国の一〇州と一特別区（オレゴン、ワシントン、モンタナ、バーモント、カリフォルニア、コロラド、ワシントンDC、ハワイ、ニュージャージー、メイン、ニューメキシコ）である。上記のなかで二〇一六年以降に合法化されたところが一六箇所あることからも、（①と②を含めた意味での）安楽死合法化への動きがかなり急速に進んでいることがわかる。なお、医師幇助自殺（physician-assisted suicide、略称PAS、本書では今後主としてこの略称を使用する）については、日本では「医師による自殺幇助」と訳されることが多いが、その倫理的・法的是非が問題となるのは医師が致死薬を処方するという「自殺幇助」行為であるものの、最終的にそれを飲んで死ぬのはあくまで患者本人であり、たとえばインフォームド・コンセント（informed consent＝よく知った上での同意）が

「医師による説明」ではなく「患者の同意」であるのと同じく、英語の語義そのままに「医師(の)幇助(による)自殺」と訳すのが適切であろう。

「安楽死」という語は、もっとも狭い意味では①の積極的安楽死を指して用いられるが、①と②の両方を指して用いられることも多い。「尊厳死(death with dignity)」という語は、後で述べる通り、日本では③の「延命治療の手控えと中止」を指して用いられるのが普通だが、欧米では(特に最近は)②の医師幇助自殺(ＰＡＳ)を指して用いられることが多く、場合によっては①の積極的安楽死も含んでこの語が使われることもあるので、くれぐれも注意が必要である。

さて、このように具体的になされる行為について分類しておけば、議論はスムーズに進むのではないか、と考える人もいるだろうが、ここでも事はそう簡単ではない。一応、上記の分類が混乱しがちな議論を整理するときの役に立つとはいえ、この分類が絶対的なものではない、ということもまたたしかなのである。

たとえば、②の医師幇助自殺の場合、医師が致死薬を処方するだけで、後は一切関わらないようなケースもあれば、実際に患者が致死薬を飲むときに医師が患者の自宅に赴いて立ち会うようなケースもある(こうした細かい点については、各国や州の法律もそれぞれ異なっている)。医師と患者が合意して、ある「死のかたち」を作り上げる、という点においても、医師の精神的負担ということを考えても、後者のケースは前者よりもかなり①の積極的安楽死に近い側面をもっているのではないか。まして、スイスなどで行われているように、医師が致死薬の入った点滴装置を患者の自宅に持ち込み、最後に致死薬が体内に入るためのスイッチだけを患者が押す、といった方法になると、最終的なスイッチを誰が押すのかという点だけを除けば①の積極的安楽死にきわめて近いと見なすこともできる。

また、日本で裁判になった「安楽死事件」においても、たとえば一九九八年の川崎協同病院の事件のように、医師は経鼻気管内チューブを抜去(③)したが、予想に反して患者は死亡せず、身体をのけぞらすなど苦悶したため、鎮静剤を投与したが治まらず、最終的には筋弛緩剤を投与(①)して患者を死なせた(つまり③を行った後に①を行う)ケースもある(もっともこの事件の場合、そもそも患者自身の意思によるものではないので、「尊厳死」にも「安楽死」にも当たらないという見方もできる)。

さらに、①や②が合法化されているような国でも、法律上あるいは通常の呼称として「安楽死」や「自殺幇助」といった言葉を避ける傾向があること(第3章に後述)もまた、この議論をややこしくする。ここでは、「安楽死」や「尊厳死」について論じる場合に、混乱を最低限にするためには、上記の①、②、③をとりあえず区別して議論することが有用である、と言うにとどめておきたい。

(4)「安楽死」「尊厳死」をめぐる言説の嘘とフィクション

安楽死や尊厳死をめぐる議論を複雑かつ混乱したものにしているのは、こうした用語の問題だけではない。一般の人々はもとより、ある程度の専門的な知識をもっていると想定される知識人をはじめ、医師や、生命倫理学者の言説においてさえ、安楽死・尊厳死については、現実とは異なる「嘘」や「フィクション」がかなり流通しており、それらが議論をますます嚙み合わないものにしている。

「嘘」は単純に言って「よくない」のだが、安楽死をめぐる議論においては、結構そうした事実とはまったく異なる「嘘」がばら撒かれているのは、やっかいなことである。たとえば、先に述べたように、何の断りもなく、「安楽死とは……を指す」「尊厳死とは……を指す」と平気で断定している論者は少なくない。たとえば、日本ではこれまで延命治療の手控えや中止を一般に「尊厳死」と呼んできたからと言って、「尊厳死とは延命治療の手控えや中止のことであって、安楽死とは違うのだ」と主張してしまうと、世界で初めて医師幇助自殺(PAS)を合法化(一九九七年)した米国オレゴン州の法律が「オレゴン州尊厳死法」という名称であることとのつじつまが合わなくなるし、広義の安楽死をめぐる世界の歴史や現在の状況、これまでの議論の文脈のなかに日本の状況や議論をきちんと位置づけて考えることもできなくなってしまう。

日本の状況と世界(特に欧米)の状況との比較でよく持ち出されるものが、文化や宗教の違いであるが、これについても、ずいぶん「嘘」が多いことは知っておいた方がよい。たとえば、欧米で「安楽死」が求められるのは、キリスト教では自殺が禁じられているからだ、といった珍説を述べる有名な医師がいるが、もしそうであれば、積極的安楽死はあってもPASはあり得ないだろうし、欧米で安楽死を求めているような人々は、日本では(宗教上の禁止がないために)みな自殺している(!)という話になってしまうだろう。たしかに、PASが合法化されているところや合法化が議論されているところで、「自殺」という語がもつ宗教上の罪というイメージを避けるために、ＰＡＳについて「自殺」という語を避け、「死の介助（aid in dying）」といった語を用いようとする傾向は存在する。また、カトリック教徒が多いベルギーでは、医師幇助自殺（ＰＡＳ）は厳密には同国の安楽死法の範囲には含まれておらず、いわば法解釈の形で許容されており、実際に積極的安楽死に比べてＰＡＳの実施数はかなり少ないといった事実もある。このように、自殺を宗教的な罪とするキリスト教の影響はたしかにＰＡＳに対するイメージ戦略の上では無視できないものの、積極的安楽死とＰＡＳを含めた意味での安楽死の合法化が進んでいることとは無関係である（基本的には、カトリック教会をはじめキリスト教は安楽死に対して否定的な立場をとっている）。

今日の日本では、延命治療の手控えや中止について、超高齢化社会に伴う医療費削減の必要性とリンクさせて語る人々も少なくない。たとえば『文學界』二〇一九年一月号における古市憲寿《のりとし》と落合陽一の対談で、（古市が財務省の友人と社会保障費について細かく検討した結果をふまえると）「高齢者の終末期の延命治療、そのなかで最後の一カ月だけを保険の対象外にするだけで問題は解決する」といった提案をして物議をかもしたが、医療経済学者の二木立《りゅう》をはじめ多くの論者が反論しているように、終末期の一カ月にかかる医療費というのは、せいぜい医療費全体の二―三％にすぎず、そのような提案がいかに非現実的か以前の問題として、その言説自体がまったくの「嘘」に基づいている。このように、意図的なものであれ、無知によるものであれ、安楽死や尊厳死についての議論を行う際に、「嘘」は害しかもたらさない。

しかしながら、安楽死や尊厳死についての議論を混乱させる、よりやっかいな要因となっているのは、「嘘」よりもむしろ「フィクション」である。筆者の言う「フィクション」とは、事実に反するという意味での「嘘」とは異なって、現実のある側面を拡大し、わかりやすく単純化、可視化したものを指す。害しかもたらさない「嘘」とは異なって、「フィクション」は複雑な現実を解きほぐし、特定の文脈で対処への示唆を受ける上では有益である。他方、それが有効な文脈とは違う文脈に適用されたりすると、しばしば非常に有害なものとなる。

安楽死や尊厳死について議論する際に、先に述べたようにその是非を論じる行為について異なったものを思い浮かべながらそこがきちんと区別されずに混乱している場合もあるが、それにも増して、そうした行為がどのような人を対象として行われることを想定しているのか、たとえばがんの終末期にある比較的若い人なのか、高齢でかなり認知症が進んだような人なのか、先天的あるいは後天的な重い障害のある人なのか、現在は治療法はなく回復はしないが短期間で死に至るようなことはあまりない難病を患う人なのか、によっても議論の焦点や方向性は大きく異なってくる。また、そのような人たちがなぜ「死にたくなる」ような状況に置かれているのか、どのようにしたらその状況が改善できるのか、医療との関係はどのようになっているのか、現在の医療でできることとできないことは何か、福祉や地域社会のサポートはどうなっているのか、それは変えていけるものか、変えていけるとすれば、どう変えていけるのか。挙げていけばきりがないが、このようなことのすべてについて、多くは偏った個人的体験やあやふやな知識に基づいて、それぞれ異なった状況にある、異なった人を思い浮かべながら、それらの人をさまざまな形で「死なせる」行為の是非について語りはじめたとき、いかに議論が混乱してしまうか、火を見るより明らかであろう。

いくつか例を挙げよう。たとえば、「延命治療は、かえってその人のＱＯＬ（生活の質）を下げてしまうので、よくない」という言説がある。何が「延命治療」に当たるのかはさておき、この言説はまったくの「嘘」ではない。たとえば、口からものを食べられない人に胃瘻を造設して人工栄養補給を行うことは、（嚥下《えんげ》機能だけが低下しているのではなく）消化器や身体機能全体が弱り、食べ物を受け付けなくなっているような場合には、栄養を入れても嘔吐してしまい、体力がつくどころか、苦痛だけが増えていくことも多い。一方で、こうした言説によって、悪い意味での「延命治療」というレッテルを貼られた胃瘻自体が何かＱＯＬを下げるかのように誤解され、胃瘻造設が忌避されることで、たとえば胃瘻をつけている間の嚥下訓練や栄養状態の好転によって、再び口から食べられるようになる人がそのチャンスを失うこと（生きる権利を奪われること）にもつながりかねない。

また、根治することが不可能になった段階で抗がん剤治療（積極的治療）を続けた場合、ある地点を過ぎると、抗がん剤によるがんの縮小やそれによる延命効果よりも、その副作用による体力低下によって、苦痛が増すばかりでなく、「延命」どころかかえって命を縮めることになるようなケースも存在する。しかし、だからといって、抗がん剤治療はＱＯＬを下げるし、逆に命を縮めてしまうこともあるからやらない方がよい、というのが短絡であることは言うまでもないだろう。

これもよく見られる言説だが、「医師は一分一秒でも長く延命しようとする。だから私たちが自然で安らかな死を望むなら、あらかじめ自分で「こういった延命治療は拒否する」と決めておき、文書に書いておいたり、家族に伝えておくのがよい」といったことを言う人がいる。もちろん、これによって、本人が望まない治療を避けることができ、家族も「本人の希望がかなってよい死に方ができた」と肯定的にとらえられる場合もあるだろう。しかし、この指示があったために、生命維持装置につなぐことで救命すれば回復が望めたようなケースでその機会が奪われるようなこともあり得る。また、本人に意思確認ができないような状態で、いざそのような決断を迫られた家族が、本当はもっと生きてほしいと思いながら、本人の意思に背くのを躊躇して事前の指示に従うことで、死別悲嘆のプロセスが困難なものになる、といったことも十分に考えられる。そもそも、「医師は一分一秒でも長く延命しようとする」という前提自体が、ひと昔前ならともかく、現在ではかなり現実とずれているのではないだろうか。

　このように、安楽死や尊厳死について少しでも実りある議論がなされるためには、どのような病気や状態の人について、その人が置かれているどのような環境や社会状況のもとで、具体的にどのような行為をすること（あるいはしないこと）を問題にしているのかということを、それぞれがその都度自覚し、お互いに確認しながら対話を重ねていくことが大切だと言える。

2 「安楽死」「尊厳死」をめぐる言葉のからくり

(1)言葉のポリティクス

よく、「安楽死と尊厳死はどう違うのか?」ということを聞かれる。なかなか簡単には答えられない。どう違うも何も、「違う」と言う人にとっては違うし、「違わない」と言う人にとっては違わない、とも言えるからだ。

前章で述べたとおり、「安楽死」や「尊厳死」について、世界共通の定義や学問的に公認された定義などは存在しない。「安楽死」や「尊厳死」といった言葉が出てきたときに、それが何を指しているのか、ということは、極端に言えば論者ごとに違うし、同じ論者が同じ言葉を違った意味で使っている場合すらある。こうした用語の問題をきちんと考えるためには、なぜ人が「安楽死」や「尊厳死」といった言葉を使うのか、あるいは使わないのか、についての歴史的な経緯やイメージ戦略、すなわち言葉のポリティクス(政治)に敏感になる必要がある。

先に述べたように、日本では、「尊厳死」という言葉が主として「延命治療の手控えと中止」を指すものとして用いられてきた。そして、それは「安楽死」(基本的には積極的安楽死を指す、最近では医師幇助自殺も含んで使われることが増えている)と対比され、「安楽死と尊厳死は違うもの」

という理解が一般的である。

「尊厳死(death with dignity)」という言葉が広く使われるようになったきっかけは、有名なカレン・アン・クインランをめぐる裁判(一九七五―七六年)である。この裁判では、植物状態になった二一歳のカレンの人工呼吸器を取り外してくれるように求めた父親と、それを拒否した病院側が争うことになった(ニュージャージー州の最高裁では原告であるカレンの父親の訴えが認められ、カレンからは人工呼吸器が取り外されたが、自力呼吸を回復したカレンはその後、意識は回復しないまま九年間生きた)。「安楽死」という言葉よりも「尊厳死」という言葉が多く使われるようになった理由としては、カレンのような植物状態の場合、「安楽死」の前提になる「耐え難い苦痛」の存在がはっきりしないことが一つ、もう一つはこれを機に米国では本人の自己決定権として「死ぬ権利」を求める運動が盛んになっていったということが挙げられる。すなわち、「尊厳死」は「安楽死」と違うものというよりは、「安楽死」より広い概念(耐え難い苦痛がない場合も含む)として、そして「本人の意思による自己決定」であることを強調するような概念として登場した、と言ってよい(ここには後述するように「安楽死(euthanasia)」という言葉がナチスを連想させるという別のポリティクスも働いていると思われる)。

カレン裁判については日本でもかなり報道され、その後「尊厳死」という言葉は日本のマスコミで「延命治療の中止」を指す言葉として流通していく。この流れを決定的にした契機は、一九八三年に日本安楽死協会が「日本尊厳死協会」と改称し、方針転換を行ったことにある。日本安楽死協会(一九七六年設立)は当初、(積極的)安楽死の法制化を求めて活動を始めた。しかし、この動きに対する反発・反対も強く、一九七八年には、武谷三男・那須宗一・野間宏・松田道雄・水上勉という五人の著名知識人を発起人として「安楽死法制化を阻止する会」が発足した。その声明文には次のような文章が見られる。「このような動きは明らかに、医療現場や治療や看護の意欲を阻害し、患者やその家族の闘病の気力を失うばかりか、生命を絶対的に尊重しようとする人々の思いを減退させている。こうした現実をみるにつけ、我々は少なくとも、安楽死法制化の動きをこれ以上黙視し放置することは許されないと、社会的な立場から考えざるをえなくなった。現在、安楽死肯定論者が主張する「安楽死」には、疑問が多すぎるのである。真に逝く人のためを考えて、というよりも、生残る周囲のための「安楽死」である場合が多いのではないか。強い立場の人々の満足のために、弱い立場の人たちの生命が奪われるのではないか。生きたい、という人間の意志と願いを、気がねなく全うできる社会体制が不備のまま「安楽死」を肯定することは、事実上、病人や老人に「死ね」と圧力を加えることにならないか」(「安楽死法制化を阻止する会」の声明(一九七八年一一月)より抜粋。この声明文には、今日でもそのまま通用するような認識が含まれているが、そのことは後述する)。

こうした反対論の強さを受け、日本安楽死協会は一九八三年、会の名称を「日本尊厳死協会」と変更し、それまでの主張(積極的安楽死の法制化)は「時期尚早」だとして、当面の運動の目標を彼らの言う「尊厳死(本人の意思による延命治療の拒否)」の法制化に置くという方針転換を行ったのである。「尊厳死」は「消極的安楽死」(延命治療をしないことによって死なせるため)とも呼ばれたが、同団体はこれ以後、「安楽死＝積極的安楽死」と「尊厳死＝消極的安楽死」を対置することで、「安楽死と尊厳死は違うもの」という主張を行ってきた。

現在の日本で、延命治療の手控えや中止を「尊厳死」と呼び、「安楽死」と区別されていることが多いのは、日本尊厳死協会のこの用語法の影響が大きいが、それはもともと単なる一市民団体の用語法であり、主張にすぎないということを再認識しておくべきである。

「尊厳死」という言葉を延命治療の手控えと中止に限定して使うこの用法は、その後、日本のマスコミによっても踏襲されていった（米国ではたとえばカレン裁判の翌年に成立した「カリフォルニア州自然死法」のように、リビング・ウィル（本人の生前意思）に基づく延命治療の中止は「自然死」と呼ばれていることも多い）。たとえば、一九九八年から二〇〇五年にかけて米国で、一九九〇年からずっと植物状態にあった女性テリ・シャイボの人工栄養補給の中止をめぐる裁判があったが、欧米のメディアでは「尊厳死」「安楽死」「人工栄養停止」などさまざまな言葉が使われたのに対し、日本のマスコミは一律に「尊厳死事件」と報じた。

他方、先に述べたように、この「尊厳死」という言葉は、現在欧米では、主として医師幇助自殺（PAS）を指すものとして使われていることが多いが、そのきっかけは一九九七年、世界ではじめてPASを合法化した米国オレゴン州で、その法律が「オレゴン州尊厳死法」と名づけられたことにある。ではなぜ「尊厳死」という名称が選ばれたのか。

その背景として、一九九〇年代、米国のいくつかの州で、積極的安楽死やPASの合法化をめぐる住民投票が行われ、それまで（オレゴン州での住民投票まで）、いずれも反対過半数で否決されてきた、という事情がある。同州における住民投票の前に、安楽死の合法化を進めようとする米国安楽死協会(ヘムロック協会)は「さまざまな州において予定されている住民投票で、(積極的安楽死やPASに)どのような名称を用いるのが望ましいか?」についての世論調査を実施した。その結果、「安楽死」「医師の幇助による自殺」「医師の幇助による死」「致死薬注射による死」「医療処置による死」などといった他の候補名称を引き離して、圧倒的多数で選ばれたのが「尊厳死」という語だったのである(久山亜耶子・岩田太「尊厳死と自己決定権――オレゴン州尊厳死法を題材に」、樋口範雄・土屋裕子編『生命倫理と法』弘文堂、二〇〇五年)。

また、他の州における住民投票ですべて否決されてきたにもかかわらず、オレゴン州で賛成過半数を得ることができた理由の一つとして、同州が積極的安楽死を含めず、PASだけに絞った法案を投票にかけたことが挙げられていることからも、「尊厳死」という名称によって、「安楽死(この場合は積極的安楽死)」との差別化を図ったということもあるだろう。

日本尊厳死協会の例からもオレゴン州尊厳死法の例からも、「尊厳死」という語は、何らかの特定の行為を指す言葉として用いられているというよりは、本人の意思に基づいてその人を「死なせる」ような何らかの行為の合法化を求めて運動する人たちが、その合法化のために戦略的にふさわしいものとして選定した言葉、つまり「いいものだというイメージ」を多くの人に伝えるための言葉だということがわかる。

前章において、「安楽死」や「尊厳死」という言葉自体が何か「よいもの」という含み(安楽な死、尊厳ある死)をもっているということを指摘したが、逆に「安楽死」という言葉には歴史的に「悪いもの」だというイメージも埋め込まれていることには注意しておくべきだろう。日本ではあまりそのようなことはないように思われるが、少なくとも欧米では「安楽死(euthanasia)」という言葉にナチスの「安楽死」のイメージがつきまとうことがあり、それを避けようとしてこの言葉を使いたがらない傾向がたしかにある。特にドイツでは、戦後「安楽死」を意味する言葉は、ナチスも用いたドイツ語のEuthanasieではなく、もっぱらSterbehilfe(「死の介助」の意)という言葉が使われてきた。また、先に述べたように、最近は英語圏でも「安楽死」や「自殺幇助」という語に代わって、aid in dyingやassisted dyingといった言葉を使おうとする動きが強まっている。このことの意味については後述するが、いずれにせよ、「安楽死」や「尊厳死」という言葉がそうした「死なせる行為」の合法化を求める運動におけるポリティクスの一部であることは、強調しておいてよい。

(2)他の「○○死」との比較

「安楽死」や「尊厳死」といった言葉は、特定の行為を指すというよりは、ある種のイメージを伝える言葉である、と述べた。このことは、日本で一部の医師が「尊厳死」の代わりに使っている「平穏死」にも当てはまるし、「自然死」という言葉もまた、「不審死」と対置されるような言葉ではなく、欧米で日本の「尊厳死」に当たるような延命治療の手控えや中止を指して使われる場合には、同様である。

本節では、このことについて「言葉のもつ性質」という観点から分析してみたい。

「安楽死」「尊厳死」「平穏死」「自然死」といった言葉のもつ独特な性質とは何だろうか。

このことを理解するためには、「○死」や「○○死」といった「死」の前にそれを形容、限定する語がついた他の言葉群と対比してみるのが手っ取り早い。そのなかにはたとえば、「病死」「事故死」「自死」のように死をもたらした大まかな原因を示すもの、「がん死」のように死に至った病名や「水死（溺死）」「焼死」「窒息死」「圧死」「ショック死」などのように死をもたらした外的原因を特定するもの、「戦死」「震災死」「腹上死」のように死をもたらすことになった状況を示すものなどがある。

いま仮に、「安楽死」「尊厳死」「平穏死」「自然死」といった言葉をAグループ、それ以外に挙げた言葉をBグループとしてみると、AグループとBグループの言葉の性質の違いはどこにあるだろうか。

第一に挙げられるのは、Aグループの言葉ではそれが指す内容が曖昧だという点だ。「尊厳死」という言葉が曖昧であることについてはよく語られるが（そもそも「尊厳」とは何か、その「尊厳」をもっているのは何か、「死」なのか、「人間」なのか、「人格」なのか）、「安楽死」や「平穏死」についても、それだけで何を指すのかがはっきりしないという点は同様だ。もちろん、Bグループの言葉についても、たとえば死亡原因の統計で用いられるような場合には、分類や定義が違えば若干のずれはあるだろうが、その言葉で何を指しているかについてはほぼ一義的に決定できるだろう。

次に挙げられるのは、第一章でも触れたように、Aグループの言葉は死についてそれが「どういう死であるか」を形容し限定するだけでなく、「そこでイメージされるような死を具体的に実現するための特定の行為」を指して用いられるという点である。「安楽死」は単に「安楽な死」「安らかな死」を表しているのではなく、「安らかには死ねないような状況のもとで、安らかな死をもたらす」特定の行為を含んでいる。「尊厳死」も単に「尊厳ある死」を表しているのではなく、「尊厳を保っては死ねないような状況のもとで、尊厳ある死をもたらす」特定の行為を含んでいる。「平穏死」や「自然死」についても同様である。こうした性質はBグループの言葉にはまったく見られない。

このことは、Aグループの言葉には見られてBグループの言葉には見られない第三の性質と深くつながっている。先に述べたことを別の言い方で置き換えてみれば、Aグループの言葉には、その前提としてまず、避けるべき「悪い死」のイメージがあり（苦痛に満ちた死、尊厳が失われた死、等々）、それを避けるために要請される特定の行為がありうべき「よい死」のイメージとセットになっているということでもある。また、死についての事実的形容だけではなくて、何らかの行為を含むことは、Aグループの「〇〇死」が倫理的な善悪や賛成・反対といった価値判断の対象になるのに対し、Bグループの言葉はそうではないという事実のなかにも現れている。

事態をよりはっきりさせるために、ここでもう一つ別の言葉を取り上げて対比してみよう。近年よく使われるようになった「孤独死」という言葉である。「孤独死」はAグループの言葉なのだろうか、Bグループの言葉なのだろうか。先の第一の性質について言えば、「孤独死」はAグループに近いように見える。単に死亡時に一人であるといった事実を示すためにこの言葉を使うのでない限りは、どういう死が「孤独」であるのか、誰が「孤独」だと感じるのか、といった内容はかなり曖昧であると言わざるを得ない。

他方、第二の性質については、「孤独死」はBグループに近いように見える。「孤独死」はどのように死を迎えたかについての単なる形容であり、それを実現するための(?·)特定の行為を含んでいるわけではないからだ。

このように、「孤独死」がAグループにもBグループにも分類できないからくりは、先に述べた第三の性質について見ると、明らかになる。すなわち、「孤独死」という言葉は死についての事実的な形容というよりは、まさに避けるべき「悪い死」のイメージを伝えているからだ。もちろん、人生においては一人でいる時間が一番長いのであるから「孤独死」を忌避するなどというのは馬鹿げているといった主張もあるが(上野千鶴子『おひとりさまの老後』法研、二〇〇七年)、多くの人が「孤独死」という言葉に「悪い死」を重ねてイメージすることだろう。

これは裏を返せば、先に指摘したこと、すなわち「安楽死」「尊厳死」「平穏死」といった「〇〇死」については、その具体的な行為に対する賛否以前の段階でそれが「よい死」であるというイメージがはじめから植え込まれている、ということと同じことを意味している。当たり前のことのように思われるかもしれないが、このことは「安楽死」や「尊厳死」の是非についての議論が行われる際に、何が隠されてしまいがちなのか、本来問われるべきどのような問いが問われないままになってしまいがちなのか、というきわめて重要な問題に関わっている。

(3)問われないままになってしまいがちな本来の問い

「孤独死」との対比をもう少し続けてみよう。もし「孤独死」が避けるべき「悪い死」であるとするならば、そうした死に方をしてしまう原因はどこにあるのだろうか。そして、そうした死を避けるために、私たちは個人として、社会としてどのような方策が必要なのだろうか。もちろんこのことについての答えは一様ではないだろうが、少なくとも言えるのは次のことである。「孤独死」の原因を、実際に死を引き起こした病気(それも立派な原因の一つなのだが)に求める人はまずいないということ、その原因は基本的には人を「孤独死」させてしまうような社会のあり方、すなわち社会の歪みやその不備のなかに求められるということだ。

ところが、「安楽死」や「尊厳死」についての議論がなされるとき、そこで避けるべきものとしてイメージされているような「悪い死」をもたらしている原因は何だろうか。そこにはさまざまなものが関係しているはずである。もちろん病気そのものやその病態は大きな要因の一つではあるが、患者の苦痛を共感的に理解し、それを緩和するための十分な医療やケアが欠けている場合も少なくないだろう。また、インフォームド・コンセントやそのために必要な医師や医療者と患者や家族との間のコミュニケーションが十分でないことも大いにあり得る。また「死」がそう遠くないことがかなり前から予測されているにもかかわらず、治療方針の転換が遅れたために「尊厳が奪われている」と感じるような延命治療を余儀なくされているというケースも少なくないだろう。ケアの体制が十分でないために、時間をかければまだ自力で経口摂取可能な患者が人工栄養補給を始めざるを得ないこともあるのが実情だ。このように、医療やケアの側の不備や、そうした医療の「悪しき文化」を改善できないでいる社会の不備は、私たちが「悪い死」というイメージで思い描くような死に方の大きな要因をなしているのである。

それにもかかわらず、「安楽死」や「尊厳死」が求められるような「悪い死」の原因として、多くの人々は（とりわけそれらを肯定する論者たちは）変えることのできない個人の病気や病態ばかりを挙げ、こうした変えていこうと思えば変えていける広い意味での社会的・環境的要因がきちんと問われないままになっていることが多い。このことは、先に挙げた「孤独死」の場合には、もっぱら人を「孤独死」させないような社会を構築することが目指されるのに対し、そこでイメージされた「悪い死」に対する対処として、そうした「悪い死」の大きな要因となる医療や医療文化の改善ではなく、「安楽死」や「尊厳死」、「平穏死」といった個人による「死の自己決定」や「（延命）治療の拒否」が説かれるという、ある種の本末転倒のなかにもっともよく現れている。

3 「よい死」を語る前に

前章において見たように、「安楽死」や「尊厳死」といったものを「よい死」として求めるあり方は、現代における「悪い死」のイメージを前提として生じる。本章と最終章ではこのことについて、もう少し広い観点から論じてみたい。そのことによって、「安楽死」や「尊厳死」をめぐる問いは、けっしてそこで問題になる特定の「死なせる」行為（積極的安楽死、PAS、延命治療の手控えや中止など）の是非だけをめぐる問いなのではなく、そうした形で「よい死」を求めざるを得ないように私たちを追い込んでしまうような現代の医療や社会のあり方、私たちの「生き方」をめぐる問いでもあることを明らかにしてみたい。

(1)「悪い死」の反転としての「よい死」

何をもって「よい死」とするか、ということは文化によっても時代によっても一様ではないだろうが、かつてのような死後の生（来世）についての共有された宗教的信念や、死にゆく人の看取りについての共同体の儀礼を失った現代の私たちは、「よい死」についての共通の、具体的なイメージを抱きにくくなっている。

逆に、「悪い死」については、多くの人に共通するイメージが浮かびやすいのではないだろうか。たとえば、激しい苦痛に苛まれた死、必要以上に生命を人工的に引き延ばされた死、誰にも看取られることのない孤独な死、遺された家族に大きな後悔や罪悪感を遺すような死、といったものだ。それゆえ、私たちにとって「よい死」が思い描かれるとすれば、それはこうした「悪い死」のイメージのネガの形にならざるを得ないとも言える。すなわち、苦痛の少ない死、必要以上の延命を拒否した自然な死、家族や温かい医療者に看取られた死、遺族が満足する(少なくとも大きく後悔することのない)死。

ここで注意しなければならないのは、容易にイメージできるそうした「悪い死」は、実は「悪い生」なのだということである。「死」という言葉は少なくとも二つの違った意味で使われる。一つは、「死亡」という意味であり、「死亡時刻」や「死亡判定」というものがあるように、時間的に見れば「点」としてイメージされる。もう一つは、「死にゆくまでのプロセス」という意味である。この意味での「死」は時間的にはかなりの幅があり、場合によってはそのプロセスが数カ月どころか数年に及んでとらえられることもあり得る。私たちが「彼は彼らしい死に方をした」と言うような場合、それは最期の死(死亡)の瞬間のことを指して言っているのではないだろう。多くの場合、そうした時に私たちが表現しようとしている「彼の死に方」とは、その人が、自分の病気がもはや治らないことを知り、死を覚悟してから、実際に亡くなるまでをどのように生きたか、ということなのである。

前章で筆者は、「安楽死」や「尊厳死」といった言葉においては、まず避けるべき「悪い死」

のイメージがあり（苦痛に満ちた死、尊厳が失われた死）、それを避けるために要請される特定の行為（致死薬の注射や処方、延命治療の手控えや中止）がありうべき「よい死」のイメージとセットになっているということを指摘した。しかし、上記のことを考えるならば、「尊厳死」を求めるとは、「尊厳のない死（悪い死）」の代わりに「尊厳のある死（よい死）」を求める、ということではなく、実は「尊厳のない生（悪い生）」の代わりに「尊厳のある死（よい死）」を求めるということ、すなわち「このような尊厳のない状態で生きている（生かされている）ぐらいなら、死ぬことを選びたい」「死ぬことによって尊厳を守りたい」ということなのである。

筆者は数年前、尊厳死法制化をめぐる新聞のインタビューで、「尊厳死というレトリックは「たちの悪い宗教」のようなもの」だと述べたことがある（『朝日新聞』二〇一四年五月九日朝刊「耕論　尊厳死法は必要か」）。「たちの悪い宗教」は一方の手で人々の不安を煽る。たとえば足裏診断で「あなたは今は元気そうに見えるが、このままの生活を続けると五年後にはがんで死ぬ」と。そしてもう一方の手で「でもこれをしておけば安心」と救済を約束する。すべてとは言わないが、「尊厳死」を推進しようとする人たちはやたらと「悪い死に方」の例を強調し、人々の不安を煽る。そして、それを避ける方法として、リビング・ウィル（生前の意思表示）などによって、自分の死が近づいた終末期に受けたくない治療を拒否しておくように勧める。安楽死やＰＡＳの場合も、基本的には同じ構図である。

問題は、前章でも述べた通り、もしそのような「悪い生」「尊厳がない（と見なされるような）生」があったとして、それを変えることはできないのかということ、そういう状態にある人が「人としての尊厳」を取り戻す方法は、その人を「死なせる」以外にはないのか、ということに尽きる。

(2)医療は私たちが生きることを支えられているか?

前節で述べたように、現代における「よい死」は「悪い死」の反転として語られることが多い。それに加えて、医療との関係で語られることが多いというのもその特徴の一つとして挙げられる。日本では現在約八〇%の人が病院で亡くなっているが、それ以外の人も医療とまったく関係なしに死を迎える人はほとんどいないことを考えれば、現代の私たちにとって、「死」は医療と切っても切れない関係にあると言えよう。

さて、「医療とは何か?」と尋ねられたら、人はどう答えるだろうか。国語辞典で「医療」という語を引いてみると、「医術・医薬で病気やけがを治すこと。(同義語として)治療。療治」(『大辞泉』小学館)などとあるように、おそらく「病気を治す」というような言葉がそこに入ってくることが多いだろう(これは一般の人でも医師や看護師などの医療者でも大差ないように思える)。しかし、少し考えてみるならば、「病気を治す」というような定義は、実際に医療現場において行われているさまざまな行為や営みのほんの一部しかカバーしていないことは、容易にわかるだろう。たとえば、「治らない病気」はどうなるのか。たとえ現代の医学・医療ではその病気自体を「完治」することはできないにしても、医療にできることはたくさんある。その病気の進行を少しでも遅くしたり、それが致命的な別の病気につながっていくことを阻止したり、あるいは病気がもたらす苦痛や不快な症状を取り除いたり、といった行為は疑いなく立派な医療行為である。また、救命治療は成功したとしても、病気の後遺症として麻痺などの障害が残ることも多いが、たとえばリハビリによって残存機能を最大限に活用できるようにし、日常生活における不自由をできるだけ少なくするということも大切であることは言うまでもない。

先のような「病気を治す」という医療の定義の一番の欠点は、そこに「人」が不在であるということだ。よく「病気を診ずして、病人を診よ」といった言葉が医師や医療者の心がけとして病院などの壁に掲げられていることがあるが、こうしたことが繰り返し強調されなければいけないのは、医療という営みの向かう先は「病気」ではなく、病いに苦しみ、それを抱えて生きる「人」であるということ、にもかかわらず現代の医学・医療においてはややもすれば「病気」にばかり目が行き、「病人」が置き去りにされてしまう、という悲しい現実があるからだとも言えよう。このように、医療とは何よりも「人(患者)」のためにあり、「人が生きる」ことを支える行為(対人援助行為)の一つなのだ、ということをまず確認しておきたい。

では、いわゆる終末期医療や死を看取る医療はどうなのだろうか。このことについては、終末期ケアのパイオニアの一人であるエリザベス・キューブラー＝ロスが弟子のデヴィッド・ケスラーに語ったとされる言葉が有名である。ケスラーは「死にゆく人々の権利」について本を書いているときに、師のキューブラー＝ロスを訪ね、助言を求めた。キューブラー＝ロスは即座に、「生きている人間に対する正しい接し方を覚えていれば、死にゆく人の権利を覚える必要はありません」と答えたという。ケスラーがその本で「死にゆく人の17の権利」の最初に挙げたのは、

「生きている人間として扱われる権利」であった。死にゆく人もまた、最期（死亡）の瞬間までは同じように「生きている」人なのであるから（デヴィッド・ケスラー『死にゆく人の17の権利』椎野淳訳、集英社、一九九八年）。

　患者を「生きている人間として扱う」などということは当たり前ではないかと思われるかもしれない。しかし、もはや病気は治らず、死を待つだけとなった患者やその家族が「以前は毎日病室に来てくれていた主治医が、あまり来てくれなくなった」などと「見捨てられた」という思いを口にすることは珍しいことではない。別に医師は「見捨てている」つもりはないのだろうが、もはや手を尽くすすべがなくなった終末期患者に向き合い、彼らをどのように支えていくかを学んだことのある医師というのは非常に限られている。ただでさえも忙しい医師が、ついついそうした患者の病室から足が遠のき、自分の判断や処置によって良い結果の出る患者に時間を使おうとしても、あながち非難はできないだろう。

　医療の目的を「病気を治す」ことに置くのではなく「人が生きるのを支える」ことに置くならば、終末期医療は、他の医療とは異なった何か特殊な医療、というわけではないはずなのだが、現代の医学・医療はあまりにも「治す」ことに焦点を当てすぎてしまい、その結果として「治す医療」と「支える医療」の間に、ある種の分断が起きてしまっていると言える。

　「死なせる」ことによってしかその尊厳が守れないのではないか、と私たちに思わせるような「人間としての尊厳を奪われた生」を生み出しているかなり大きな要因は、そのような現代の悪しき医療文化にあるのではないだろうか。死に至るまで、私たちが尊厳をもって生きることをどのようにしたら支えられるのか。「尊厳なき生」の代わりは「尊厳ある死」ではなく、「尊厳ある生」であるはずだ。

(3)「よく死なせること」と「最後までその生を支えること」

第一章で筆者は、「もっとも広い意味における安楽死」のなかに、現代では普通「安楽死」や「尊厳死」のなかには含めないような行為、たとえば緩和ケアにおける苦痛緩和や持続的で深い鎮静も含めて考えるべきだということを示唆したが、その意味はここにある。「安楽死」や「尊厳死」について考えるとき、私たちはどうしてもある特定の「死なせる」行為が許されるか否か、という点だけに注目しがちになる。そうすると、たとえば「延命治療の手控えや中止はよいが、PASや積極的安楽死はいけない」とか「PASは認めてもよいが、積極的安楽死は認められない」といった形で、どこかで線を引くということだけに議論を限ってしまうことになる。もちろんそうした議論は、とりわけ法制化や合法化の是非をめぐる議論においては欠かすことはできない。しかし、それだけでいいのだろうか。

上記のような議論だけに終始した場合、現在すでに一般的な終末期医療、緩和ケアの範囲で実施されている苦痛緩和や鎮静は、「安楽死」や「尊厳死」とは関係のない事柄であり、社会のなかでその行為そのものの是非が問われる問題ではない、ということになってしまうだろう。しかし、そうした医療行為もまた、人が「生きるのを支える、助ける」という方向ではなく、「死なせる」「よい死を遂げさせせる」という方向に使われることもある、ということは注意しておいた方がよい。

二つだけ例を挙げよう。たとえば、ＡＬＳ（筋萎縮性側索硬化症）という難病は脳や末梢神経からの命令を筋肉に伝える運動ニューロンが侵され、全身の筋肉が徐々にやせて力を失っていく病気である。呼吸筋が侵されていくと呼吸困難が現れ、それが進行すると人工呼吸器の助けを借りないとそれ以上生きられなくなるため、人工呼吸器を装着するかどうかについての決断（延命治療をめぐる選択）を迫られる。後で述べるようにＡＬＳ患者や家族がこうした選択をするためにはさまざまな情報が必要となる。しかし、こうしたＡＬＳ患者の呼吸困難（息苦しさ）に対して、早期からモルヒネを使うことで苦痛を緩和し、自宅に戻って安らかに死を迎えさせられる、といった緩和ケアの方法も実施されている。しかし、人工呼吸器をつければ、あと数年は生きられるこうしたＡＬＳ患者を「終末期患者」だとは言えない。したがって、その患者が人工呼吸器をつけるかつけないかについての選択をするためのさまざまな情報に触れる前に、「緩和ケア」の名のもとでその人を「安らかな死」へと導いてしまう行為は、患者の「生きる可能性」を削り取っているという側面があるのだ。

もう一つは、先に述べたように、積極的安楽死やＰＡＳの合法化を進めようとする人たちが「安楽死」や「自殺幇助」といった言葉を避け、（medical）aid in dying（死の（医療的）介助）といった言葉を使う傾向にあるということである。ドイツ語の Sterbehilfe（死の介助）もそうだが、このような言葉は、通常の緩和ケアや臨死期の看取りを含め、かなり広い意味で使われている。したがって、言葉のポリティクス(政治)としては、積極的安楽死やＰＡＳが通常の緩和ケアとは別の「死を引き起こす」行為なのではなく、「よい死を支え、援助する」行為であり、通常の緩和ケアの延長線上にあることを強調することで、社会に受け入れられやすくすることを狙ったものだと言えよう。

終末期医療や緩和ケアに携わっている医療者は、「緩和ケアは安楽死とは別のもの」と主張することが多いが、歴史的に見てもホスピス運動と安楽死運動にはかなり深い関係があり、まったく別のところから出てきたものとは言えない(高草木光一『岡村昭彦と死の思想――「いのち」を語り継ぐ場としてのホスピス』岩波書店、二〇一六年)。また、終末期医療や緩和ケアにおいて、ＱＯＬ(生活の質)に代わってＱＯＤ(死の質)というような概念を普及させようとしている医療者もいる。

その一方で、近代ホスピスの発祥とされる英国の聖クリストファーホスピスにおけるもともとの「緩和ケア(palliative care)」概念は、今日の日本で「緩和ケア」と呼ばれているような苦痛緩和を中心とする終末期のケアというよりずっと広いものであること、がんや難病を含め、いわゆる「治らない病気」の患者のＱＯＬを高めるためのありとあらゆる手段を用いた全人的ケアであること、「よい死」に向けてのケアというよりは「よい生」を支えるためのケアだということを確認しておくべきだろう(Ｄ・オリバー、Ｇ・Ｄ・ボラジオ、Ｄ・ウォルシュ編『非悪性腫瘍の緩和ケアハンドブック――ＡＬＳ(筋萎縮性側索硬化症)を中心に』中島孝監訳、西村書店、二〇一七年)。

少なくともいま私たちは、どんな形であれ「よい死」を実現しようというような動きに対してもう少し警戒心をもってもよいのではないか。「よく死なせる」ことを考える前に「最後までその生を支える」ことがどこまで追求できているのかをもう一度振り返り、検討してみる必要があるのではないか。これは緩和ケアをめぐる思想的な課題でもあると思われる。

(4)「延命治療」は悪いものなのか?

とりたてて医療について知識や経験がない一般の人々がよく「延命治療だけはやめてほしい」といった言葉を口にするように、「延命治療」という言葉には通常、「悪いもの」「人工的(不自然)なもの」「過剰な治療」といったマイナスのイメージが込められている。これはちょうど「尊厳死」という言葉に初めから「よいもの」というイメージが埋め込まれているのと表裏一体の関係を成している。

「延命」という語それ自体は「命(生きている期間)を延ばす」ということであり、そうした字義通りの意味からすれば、「ほとんどの医学的治療は延命治療である」とも言える。しかし、一般に「延命治療」という語が使われるとき、そこでは暗黙のうちに「単に命を延ばすだけの治療」「本人のためにならないもの」「本人が(人間らしく)生きていくのを支えるためには役立たないもの」といった含みを伴っている(「延命治療」ではなく「延命措置」という言葉が用いられる際には、「もはや治療とは言えないもの」「(一般の)治療とは質的に異なったもの」という意味合いがより強くなる)。

どのような医療的介入を「延命治療」と見なすかについては共通認識があるわけではないが、たとえば抗がん剤のようなものはともかくとして、それを必要としている状態でそれをしなければ生命維持ができないようなもの(死に直結してしまうようなもの)、たとえば人工透析や人工栄養補給、人工呼吸器の装着などは「延命治療」の典型として考えられている。しかし、実は特定の医療的介入が上記のようなマイナスのイメージを伴った「延命治療」であるかどうかは、その医療的介入の内容によって決まるわけではない。たとえば、先に挙げたようなALS(筋萎縮性側索硬化症)患者で、病気の進行とともに自力呼吸が困難になり、人工呼吸器を装着して生きている人がいるとする。そしてその人は十分な介護サービスと地域のネットワークのもとで自立生活を送ることができており、さまざまな活動に参加し、進行する病気と重い障害を抱えながらも人生を楽しむことができているとする。この場合、「延命」という語を字義通りの意味にとるとすれば、この人にとって人工呼吸器の装着・利用という医療的介入はたしかに「延命治療」に当たる。この人が人工呼吸器をつけなかった場合(遠からず死に至る)に比べて、数年ないしそれ以上のスパンで命(生きている期間)が延びるからである。ところが、先述のようなマイナスのイメージを含んだ「延命治療」の意味では、この人にとっての人工呼吸器の装着・利用はまったく「延命治療」ではない、ということに注意してほしい。この人にとって人工呼吸器は、視力の低い人が眼鏡をかけるのと同じく、社会のなかで生活し、活動するために必須の補助的なツールであって、そのツールを主体的に使いこなすことで、その人は「人間らしく」「尊厳をもって」生きることができているからである。

したがって、ある医療的介入が通常の意味での「治療」であるのか、マイナスの含みをもった「延命治療」であるのかは、そこで行われている医療的介入の内容それ自体によるのではなく、あくまでそうした医療的介入が個々の具体的な状況のなかで当事者（本人・家族）の生を支えていると言えるか否かによって決まってくるはずである。しかしながら、もし先の例におけるＡＬＳ患者が、人工呼吸器を装着しつつ二四時間介護で自立生活ができるためのサービスやネットワークにアクセスできなかったら、あるいはそういう生活の可能性を知らなかったら、人工呼吸器の装着は「ただ生を引き延ばしているだけ」の「マイナスの意味での延命治療」になってしまう。ここで重要なことは、このようなケースにおいて人工呼吸器の装着がそうした「マイナスの意味での延命治療」になってしまうか、それとも「その人が尊厳をもって生きるための支え」になり得るかどうかは、医療の枠組みのなかだけではけっして判断できないということだ。人工呼吸器をつけるかつけないかについての意思決定や、その選択のための情報提供が医療のセッティングのなかで行われることを考えれば、そこで必要とされているのは、医療の枠組みのなかだけですべてを考えるのではなく、「その人が生きるのを支える」というさまざまな営みの全体のなかで「医療に何ができるのか」を探っていくような姿勢、言い換えれば医療の外側に開かれた医療文化である。残念ながら、全体としてみれば現在の医療（「治す医療」と「支える医療」との間に分断が見られるような医療文化）にはそうした姿勢が欠如していると言わざるを得ない。

嚥下機能の低下などにより口から食べることが困難になった場合の胃瘻のような人工栄養補給についても、事は同じである。いったん胃瘻をつけたら、絶対に外せないと思っている人もいるようだが、胃瘻をつけることで栄養状態が改善し、嚥下リハビリなども行うことで、再び口から食べられるようになることは少なくない。もちろん、そうならない場合も多いが、摂食困難が可逆的か不可逆的であるかは、高齢者医療に相当経験を積んだ医師ですら、いったんは人工栄養補給をやってみないとわからないことが多いという（横内正利「高齢者における終末期医療」、安藤泰至・高橋都責任編集『シリーズ生命倫理学4　終末期医療』第四章、丸善出版、二〇一二年）。

また、胃瘻を造設すれば、口から食べることはできないと誤解している人もいるが、誤嚥性肺炎のリスクをできるだけ回避しながら、ごく少量を口から食べ、主たる栄養を胃瘻からとることもできれば、好きな食べ物を口に入れて味を楽しむだけにすることもできる。また、自宅で、家族と同じ食卓を囲んで、味や香り、会話を楽しみながら、同じ食べ物をミキサー食にして胃瘻に入れることもできるわけだ。誰が見てもこうした生活は「機械でただ生かされているだけ」といったイメージとはまったく異なるものだろう。このように、「延命」そのものとＱＯＬ（生活の質）はそもそも別の問題であり、延ばされた生の時間に文字通り「命を吹き込む」ためのさまざまなケアやサポートがあるかないかで、そのＱＯＬは大きく異なってくるのである。

このようなことを考えるとき、安易に「延命治療＝悪いもの」と見なしてしまい、「安らかに死なせる」ことを考えることは、「ありえた生活」の可能性を閉ざしてしまうことにもなりかねないことは明らかであろう。私たちが「よい死」や「尊厳ある死」を語る手前のところで、その人の生をどのようにしたら支えられるのかを考えることの重要性は、いくら強調してもし過ぎることはない。

4　人のいのちは誰のものか？

（1）自己決定としての安楽死

現在、欧米を中心に合法化への動きが進んでいる積極的安楽死や医師幇助自殺（ＰＡＳ）を肯定する基本的な考え方は「死の自己決定（権）」であると言ってよい。もちろん、本書の「はじめに」で述べたように、あらゆる人の「自殺権」のようなものまで拡大しないかぎり、そうした「死の自己決定権」のみによって、他者（医師）がその死を幇助する一定の義務までを含んだ積極的安楽死やＰＡＳを肯定することはできない。そこには必ず患者がそうした「死を選ぶ選択」が理にかなっている、と判断しうるような条件を医師が精査すること（たとえば余命の診断や、その患者の苦痛の耐えがたさについての確信、苦痛を軽減するための代替手段の有無など）は何らかの形で必須の手続きとなっている（それがどのような条件であるかについては、国や州によってかなりの違いがある）。

ただ、ここで注意しておかなければならないのは、少なくとも日本で一般の人々が「安楽死」というものをイメージしたり、それについて語ったりするときに、必ずしもこうした「患者本人による自己決定」ということが強調されていたり、不可欠のものと考えられているわけではないということである。たとえば、日本で安楽死や尊厳死についての議論をする際に必ず引き合いに出される、広義の「安楽死」をめぐる裁判の事例を見てみると、東海大学医学部付属病院事件(一九九一年)、京北病院事件(一九九六年)、川崎協同病院事件(一九九八年)、羽幌病院事件(二〇〇四年)、射水市民病院事件(二〇〇六年)など、いずれも患者本人の意思がまったく不明であるものばかりなのだ。こうした事件で医師がなした行為は、基本的に自発的安楽死(本人の意思に基づく安楽死)のみを法的に正当化されうる安楽死と考えるならば、そもそも「安楽死」とは呼べない、とも言いうる。

さらに、日本で「安楽死」や「尊厳死」が語られるときには「終末期」という限定が入っていることが多いが、こうした前提は欧米の安楽死や自殺幇助については、どんどん取り外され、その対象が拡大していっているという現状がある(よく言われているように「終末期」は病気や病態によってもさまざまで一律には定義できないが、そもそも先に挙げた日本の「安楽死」裁判における患者はほとんど「終末期」というより「臨死期」(死亡前一カ月以内)、それもあとせいぜい数日の命と見られた例ばかりである)。少なくとも欧米で安楽死する人々のかなりの部分は、そうして自ら死を選ばなければ、かなり長く(数年程度)生きることができた人々であることを知っておくべきだろう。

また、安楽死や自殺幇助を選ぶ人々がその理由として挙げるものとしては、「耐え難い身体的苦痛」よりも「自律性の喪失」や「尊厳の喪失」の方が圧倒的に多い(もちろん両者は両立しない理由ではないので、そうした人々には「耐え難い身体的苦痛」がないとは言えないが、「耐え難い身体的苦痛」がある人もそれを主たる理由にするのではなく、そのことによって「自律性や尊厳が失われること」を理由にしている人が多い、と考えられる)。

諸々のデータを見るかぎり、現在積極的安楽死やＰＡＳが合法化されている国や州でも、そのような行為を介して死ぬ人というのは、病死者のせいぜい三％前後である（松田純『安楽死・尊厳死の現在――最終段階の医療と自己決定』中公新書、二〇一八年）。常日頃から自分はいざというときには安楽死したいと決めている人もいれば、そのように考えない人もいる。同じような回復不能の状態であっても、安楽死を選ぶ人もいれば、選ばない人もいるのだ。

では、どのようなタイプの人が安楽死したがるのだろうか。米国では「安楽死したがる人々」の特徴を「４Ｗ」と表現することが多い。すなわち、White（白人）、Wealthy（裕福）、Worried（心配性）、Well-educated（高学歴）の頭文字をとったものである。米国に限らず、欧米で安楽死を選んだり、それを望んでいるような人たちの姿から見えてくるのは、学歴が高く、専門性の高い仕事をしていて、どんなことでも自分で決めたがるような人々、自分の人生を自分で切り開いてきたことに自信と誇りをもっているが、反面、たとえば将来の病気のような、まだ起きてもいないようなことを気に病み（「健康にとても気をつけている」とも言える）、自分の弱い部分を人前にさらしたり、他人に依存したりすることを潔しとしない人々の姿である（宮下洋一『安楽死を遂げるまで』小学館、二〇一七年）。

（２）「死の自己決定権」はどこまで正当化可能か？

現代の医療において、インフォームド・コンセント（よく知った上での同意）や患者の自己決定権といった考え方は、広く普及している（後で述べるように、日本ではそうした考え方が本当に医療現場に浸透しているのかは疑問であるとは言え、少なくとも建て前としては、そうしたものの重要性は繰り返し語られている）。

「患者の自己決定権」という場合、通常は医師などから説明を受け、十分な情報を得た上で、自分が特定の治療や検査を受けるか受けないかを決定するという、治療の選択権（拒否権を含む）として理解されていることが多い。こうした患者の自己決定権のなかに、「死の自己決定権」は含まれるのか、含まれるとすると、どこまで含まれるのか。いわゆる「延命治療」の拒否までなのか、ＰＡＳや積極的安楽死によって自ら「死ぬことを選ぶ」権利まで含まれるのか。これについては、これまでにもさまざまな議論が重ねられてきた。

ここでは一応、医療の場において死をめぐる患者の意思決定や選択がなされる場合を大きく三つに分類し、そこにおいて実際に何と何が選択肢になっているのか、それについて「死の自己決定（権）」という言葉を用いるとすれば、それはどういう意味においてであるか（ここには先に述べた「死」という言葉の多義性が絡んでくる）、それが治療の選択・拒否をめぐる一般的な「患者の自己決定権」の範囲として正当化可能かどうかを考えてみる。

まず、純粋に終末期医療の選択における自己決定だとして肯定できるものを挙げる。たとえば、ある作家ががんの末期で余命は一カ月程度、かなりの痛みがあるが、最後の作品を執筆完成させるため、痛みは完全にはとれないものの昼間に眠ってしまわない程度のモルヒネの投与を希望するという場合を考えよう。これはたしかに「自分らしい死に方」を求めたとは言えようが、それは「痛みは完全にとれるが執筆はできない」状態で生きるか「痛みは残るが執筆は可能な」状態で生きるかという「死に至るまでをどのように生きるか」についての選択（先に述べた「プロセスとしての死」についての選択）であり、これに「死の自己決定（権）」という言葉を使うのは、かえって混乱の元になるだろう。

次に、いわゆる「延命治療」の手控えや中止をめぐる選択を考えてみる。たとえば先に例として挙げたようなＡＬＳ患者が人工呼吸器装着を拒否する場合を考えてみよう。尊厳死（および）その法制化を肯定する人たちのなかで、それが積極的安楽死やＰＡＳとはまったく異質であると主張する人たちはよく、それは積極的安楽死やＰＡＳのように「死ぬ」という選択を行っているのではなく、「自然な死を無理に引き延ばすような治療を拒否しているにすぎない」と述べる。これは、高齢者の老化による終末期における延命治療（少しの期間の延命によって本人にはほとんど意味ある生活をもたらさないもの）についてはある程度当てはまるであろうが、装着すれば数年以上のスパンで生きられるため終末期とも言えず、十分に意味のある生活を送れる可能性があるこのケースには当てはまらない。また、こうした選択は「人工呼吸器をつけて生きること」が本人にとって意味があるかどうかについての価値観に基づく「生き方の選択」であり、「死ぬ」選択ではないという正当化もあり得る。しかし、延命拒否をしたからといって、本人は「人工呼吸器を装着して生きることには意味がない」と考えていた、とは必ずしも言えないということに注意する必要がある。たとえばその人は、人工呼吸器を装着して生き生きと活動しているＡＬＳ患者のことをまったく知らなかったのかもしれない。知ってはいたが、そのような生活を支えるためのサービスやネットワークが得られなかったのかもしれない。もちろん、そうした事実を知っており、サービスを受けられる状況にあったとしても延命を拒否する人はいるだろう。しかし、「自己決定だから」と正当化すると、そうした情報やサービスを保証されないまま延命拒否を選択するしかなかった人（言い換えれば「意味のない延命」か「死」かを選ばざるを得なかった人）と、そうした情報やサービスを保証された上で（自らの生き方の選択の延長線上に）延命拒否を選んだ人との区別はつかなくなり、結果的にはそのような選択を迫られる人々を「延命しない」「死なせる」方向へと強く誘導していくことになりかねない。

　このことについて筆者は生命倫理の講義で、次のような思考実験を用いて学生に問いかけている。「いったん入場したら外に出ることはできないテーマパークのような場所があって、そこには一軒しかレストランがない、とする。このレストランのランチメニューはカレーライス（五〇〇円）、Aランチ（三〇〇〇円）、Bランチ（五〇〇〇円）、Cランチ（一〇〇〇〇円）となっている。レストランに入った客のほとんどはカレーを注文する。この事実からこのレストランの圧倒的人気メニューはカレーである、などと言えるか」、と。

　もちろん、言えない。つまり、ここでほとんどの人がカレーを注文するのは、他のメニューを注文したときの経済的負担が大きすぎるからである。こうして、なんら強制はないにもかかわらず、そのメニューを選ばされてしまうのだ。自宅に帰ってもう少し生きたいけれども、そうすると家族に迷惑がかかってしまうからと、延命を拒否する高齢者は、これと同じであることがわかるだろう（たとえば出生前診断によって、生まれてくる子どもに障害があることがわかったときに、多くの人が中絶という選択をすることも、これと論理的に同型である。一方の選択肢を選んだら、自分たちに大きな負担がかかってしまうような状況で、自由な選択はあり得ないのだ）。

したがって、こうした延命治療を拒否する選択が一般的な「患者の自己決定権」に含まれないとまでは言えないものの、それを単純に「自己決定」として正当化することには慎重であるべきだし、基本的にはケースバイケースで考えなければいけないだろう。

他方、積極的安楽死やＰＡＳの場合は、はっきりと「死ぬことを選ぶ」という意味での「死の自己決定」が主張される。必ずしも死が間近に迫っているとは言えない状況において、医師に致死薬の注射や処方といった、通常の医療行為とは異なる性質の処置を要求するこのような「死の自己決定権」については、治療についての選択という意味での一般的な「患者の自己決定権」の範囲に含めて考えることは無理だと思われる。

（3）「死の自己決定」を考えるときに注意すべきこと

「人のいのちは誰のものか？」と問われたら、私たちはどう答えるだろうか。いのちは「モノ」などではないと言う人もいるだろうし、宗教的な信仰をもっている人であれば、「神や仏のもの」「神や仏からの授かりもの」と言う人もいるだろうが、おそらく多くの人は「自分のもの」だと言うのではなかろうか。この「いのちは自分のもの」という語りもまた、第一章で私が述べた意味での「フィクション」の一つである。

医療をめぐる選択のなかで、たしかにこのフィクションがある程度必要かつ有用であるような場面は存在する。いわゆる「患者の自己決定権」という考え方は、やはりそういうところから出てきたものだろう。自分のいのち（生活や人生）に関わる重大なことがらについて、もし「自分で決める」ことをしなければ、誰に決められてしまうのか。医師や家族に決められてしまっていいのか。こういうところでは、やはり私たちが（多少のためらいは感じつつも）「自分のいのちは自分のもの」だと言わねばならない部分があることは、否定しがたい。

こうした「自分のいのちは自分のもの」というフィクションを究極のところまで押し進めたもの、ある意味ではそうしたフィクションに殉じた結末が、欧米における安楽死やＰＡＳであるように、筆者には思われる。それは徹底した個人主義と「強く、一貫した自我意識」に支えられている。

しかし、そうした「自分のいのちは自分のもの」というフィクションを押し通すことは、ほとんどの人にとって、あまりにも窮屈なのではないだろうか（先に挙げた「安楽死したがる」４Ｗのタイプの人たち以外では、欧米でも似たようなものだと思われる）。ここでは、安楽死や尊厳死についての文脈にかぎって、そうしたフィクションによって見えにくくなっている二つの側面について、注意をうながしておきたい。

一つは医学・医療との関係だ。私たちは広い意味での死をめぐる選択や決定に当たって、医師からの情報にもっぱら依存しがちだが、これまでにも見てきたように、死に至るまで「人としての尊厳をもって生きる」ためには医師からの医療的な情報だけでは十分でないことが多い。「治す」ことをもっぱら追い求めてきた現代の医学・医療では、それぞれにまったく異なった人生を送ってきた人々の生活を支えることを中心において、そのために「医療に何ができるのか」ということを考える姿勢はかなり希薄だと言わざるを得ない。ただでさえも多忙で過労状態にある医師は、一人一人の患者の話にじっくりと耳を傾けて一緒に悩んでいる時間はなく、マニュアル通りの説明を手早くすませて、「あとはご本人と家族で決めてください」となる場合の方が多いだろう。それに加えて、「延命治療」をめぐる悪いイメージや医療費削減に向けてのさまざまな圧力が加わるとなれば、一応は「自己決定」（本人が決定能力を欠く場合には家族による代理決定）という形で、患者を体よく「死なせる」方向に誘導されてしまうことは目に見えている。特に日本のように「インフォームド・コンセント（よく知った上での同意＝患者がするもの）」という言葉が「医師がインフォームド・コンセントをする（＝医師による説明？）」というように主客逆転して誤用されていたり、「患者の権利」という考え方がほとんど浸透していない社会では、なおさらその危険性は高い。

　もう一つは、私たちが「自分のいのちは自分のもの」と言うとき、現在の健康な「強い自分」や「一貫した自己」を強調しすぎているのではないか、ということだ。今の自分が「あのような状態になったら、自分の尊厳は失われていると感じる」としても、実際にそのようになったときに、そのように感じるかどうかは、そうなってみなければわからないはずである。もはや回復が望めないので「死にたい」と言っていた人が次の日には「生きたい」と言い、また次の日には「死にたい」と言ってみたり、その次の日には……、人の気持ちはそうしてコロコロと変わるのがむしろ普通ではないのか。

たとえば「認知症が進んで、自分が誰かもわからないような状態になったら死を選びたい」というリビング・ウィル(生前意思)を元気なときに遺していた人が、実際そのようになったときに自殺幇助などによって死ぬことを認めるのか(もちろんそのときにはその人はそんなことは忘れてしまっており、生物としての本能は「生きたい」と叫んでいるはずなのだが)、というような問題を考えてみれば、即座にそれを肯定する人は多くないように思われる。自分自身の意思をはっきりと表明することができないような状態について、「私だったらそのような状態で生きて(生かされて)いることは耐えられない」といった言い方は、今の健康な私の意識をそこに投影して考えているだけであって、実際にそのような状態になった人の意識とは別のものであろう。このことをよく示すのが、スティーヴン・ローリーズたちが行った研究である。彼らが脳損傷などによってロックドイン・シンドローム(意識はあるが、瞬きや目を縦に動かすことでしか意思を疎通できない状態)になった患者一六八人を調査したところ、回答が得られた九一人のうち、安楽死を望んでいることを表明した人はわずか六人しかいなかったという(エイドリアン・オーウェン『生存する意識――植物状態の患者と対話する』柴田裕之訳、みすず書房、二〇一八年)。そのような状態になれば多くの人が安楽死を望むだろう、と普通は考えるだろうが、それは先に述べたように健康な今の自分の意識をそこに投影して考えているだけなのだろう。

また、生産性や効率性をあまりにも重視する社会のなかで、ひと昔前であれば仕方ないと諦めて生きていられたような状態でも、私たちは「こんな状態になったら尊厳はない」「生きていたくない」と感じることが多くなっているのではなかろうか。重い病気や障害によって今の健康な、強い自分を支えているような生きる意味や価値が失われても、人は価値観の転換によってしぶとく生きていくことができる「レジリエンス（復元力）」をもっているのだということを過小評価してはいないだろうか。

回復不能な病気や障害によって、自分を支えているそうした価値や意味を失うことを過度に恐れるのは、「強い自分」をたえず求められ、証明させられる社会のなかで、今の自分のなかにもある「弱い自分」や「一貫性のない自己」を無理に否定し、抑圧しているからではないのか。

本書の冒頭で筆者は、「生きるに値する命」と「生きるに値しない命」を峻別する優生思想を推し進めたナチスドイツにおける、「安楽死」の名における大量虐殺の悪夢について語った。現代において安楽死や尊厳死の問題を考えるとき、こうした優生思想が、少なくとも私たちの日常的な考え方から隔絶したものではなく、それと地続きであるということを深く考えてみるべきである（安藤泰至「優生思想と「別のまなざし」――宗教・いのち・障害と共に生きること」『宗教と社会貢献』8（1）、二〇一八年。https://ir.library.osaka-u.ac.jp/repo/ouka/all/68255/rsc08_01_003.pdf）。

おわりに――「死について考える」とはどういうことか？

本書では、そのタイトルの通り、私たちが安楽死や尊厳死について語ろうとする前に、知っておくべきことについて、その全体の大まかな地図を描くことに重点をおいた。そのため、現在の日本で進められようとしている尊厳死法制化をめぐる具体的な問題や、本書の執筆をはじめたころに新聞で報道されて大きな議論を巻き起こした福生《ふっさ》病院における透析中止問題（筆者もいくつかの取材を受けた）などには触れることができなかったのはやや残念である。

筆者自身は、日本で一般に「尊厳死」と呼ばれる延命治療の手控えや中止については、別に反対ではなく、ケースバイケースであると考えているが、その法制化については、患者の自由な選択を広げるというよりはむしろ特定の選択へと誘導する面が強くなることを懸念して、反対の立場をとっている。欧米で合法化されているような積極的安楽死やＰＡＳについては、基本的に反対であるが、そうした形で人を「死なせる」行為は倫理的に絶対に許されない、という強い主張をもっているわけではない。たとえば、最後の最後に安楽死という選択肢があるということで、その時が来るまでを安心して生き切ることができる、といった意見などは、なるほどと思うところもある。

ただ、本書で強調したいのは、次のことである。私たちが安楽死や尊厳死を肯定する前にまず問わなければならないのは、「私たちは、「死にたい」と言っている人が「死にたくなくなる（生きてみたくなる)」ような手立てを十分に尽くしているのか？」ということ、そして「私たちは、それぞれの個人が自分の生き方(このように生きたい)を追求することを尊重できる社会を作ってきたのか？」ということだ。

前者の点から見て、日本の医療や社会の現状があきらかに不十分だということは、本書で繰り返し述べた通りである。後者の点については、少なくとも人が「過労死」するような今の日本社会で、安楽死や尊厳死など論外である、とすら筆者には感じられる。

「超高齢社会」、「多死社会」(嫌いな言葉だが)といった言葉を枕にして、今の世の中には、「死を考えよ」と誘う言葉があふれている。看取り、終活、エンディングノート、ACP(アドバンス・ケア・プランニング)、QOD(死の質)などなど。

もちろん、そうしたことを考えることが大切ではない、と言うつもりはない。しかし、自分で思い描くような「よい死」を目指す、ということには、何かしら「自分の足を持ち上げて宙に浮こうとする」ような倒錯を感じざるを得ないのもたしかである。「よい死」とはそもそも、私たちが意図的に実現できるようなものではなく、後から結果的にそれが「よい死」であったと語られ、納得されるようなものなのではないか。

本当に「死」について考えるということは、そうした「絵に描いた死」を考えることではなく、むしろ自分がどのように生きるか、どのように「いのち」に向き合うのかを考えることにあるのではないだろうか。

◎次に読んでいただきたい3冊

安楽死や尊厳死に関する類書は多いが、本書の次に読んでいただきたい本を三冊だけ挙げておく。

安藤泰至・島薗進編著『見捨てられる〈いのち〉を考える――京都ALS嘱託殺人と人工呼吸器トリアージから』晶文社、二〇二一年

宮下洋一『安楽死を遂げるまで』小学館、二〇一七年

児玉真美『安楽死が合法の国で起こっていること』ちくま新書、二〇二三年

安藤泰至

1961年生まれ．京都大学大学院文学研究科(宗教学)博士後期課程2年修了．現在，鳥取大学医学部保健学科准教授，日本学術会議連携会員．専門は宗教学・生命倫理・死生学．
著書に，『「いのちの思想」を掘り起こす——生命倫理の再生に向けて』(編著，岩波書店)，『激動する世界と宗教　宗教と生命』(共著，角川書店)，『シリーズ生命倫理学4　終末期医療』(高橋都との共編著，丸善出版)，『見捨てられる〈いのち〉を考える——京都ALS嘱託殺人と人工呼吸器トリアージから』(共編著，晶文社)など．訳書にアリシア・ウーレット著『生命倫理学と障害学の対話——障害者を排除しない生命倫理へ』(児玉真美との共訳，生活書院)など．

安楽死・尊厳死を語る前に知っておきたいこと　　岩波ブックレット 1006

2019年7月5日　第1刷発行
2024年6月5日　第5刷発行

著　者　安藤泰至《あんどうやすのり》

発行者　坂本政謙

発行所　株式会社 岩波書店
〒101-8002 東京都千代田区一ツ橋2-5-5
電話案内 03-5210-4000　営業部 03-5210-4111
https://www.iwanami.co.jp/booklet/

印刷・製本　法令印刷　　装丁　副田高行　　表紙イラスト　藤原ヒロコ

ISBN 978-4-00-271006-8　　Printed in Japan

読者の皆さまへ

岩波ブックレットは，タイトル文字や本の背の色で，ジャンルをわけています．

赤系＝子ども，教育など
青系＝医療，福祉，法律など
緑系＝戦争と平和，環境など
紫系＝生き方，エッセイなど
茶系＝政治，経済，歴史など

これからも岩波ブックレットは，時代のトピックを迅速に取り上げ，くわしく，わかりやすく，発信していきます．

◆岩波ブックレットのホームページ◆

岩波書店のホームページでは，岩波書店の在庫書目すべてが「書名」「著者名」などから検索できます．また，岩波ブックレットのホームページには，岩波ブックレットの既刊書目全点一覧のほか，編集部からの「お知らせ」や，旬の書目を紹介する「今の一冊」，「今月の新刊」「来月の新刊予定」など，盛りだくさんの情報を掲載しております．ぜひご覧ください．

▶岩波書店ホームページ　https://www.iwanami.co.jp/ ◀
▶岩波ブックレットホームページ　https://www.iwanami.co.jp/booklet ◀

◆岩波ブックレットのご注文について◆

岩波書店の刊行物は注文制です．お求めの岩波ブックレットが小売書店の店頭にない場合は，書店窓口にてご注文ください．なお岩波書店に直接ご注文くださる場合は，岩波書店ホームページの「オンラインショップ」(小売書店でのお受け取りとご自宅宛発送がお選びいただけます)，または岩波書店〈ブックオーダー係〉をご利用ください．「オンラインショップ」，〈ブックオーダー係〉のいずれも，弊社から発送する場合の送料は，1回のご注文につき一律650円をいただきます．さらに「代金引換」を希望される場合は，手数料200円が加わります．

▶岩波書店〈ブックオーダー〉　☎04(2951)5032　FAX 04(2951)5034 ◀